Karl Gengenbach
Purzel und seine Freunde
250 Witze über unsere besten Freunde – die Hunde

Weitere Bücher des Autors:

Ein Schlemihl mit zwei linken Füßen

Schlemihl's Kapriolen

Die heimliche Galerie

Die Königin von Eschnapur

Schlemihl und Schlimasl

Maghrebiner und Muselmanen

Herstellung und Verlag: Books on Demand GmbH, Norderstedt

ISBN 978-3-8391-5765-5

Achim trifft seine Nachbarin, die einen kleinen Mops ausführt. Achim: Sie haben aber einen süßen Mops? Darauf die Nachbarin: Das ist kein Mops, das ist meine Katze. Sie ist gegen die Gartenmauer gerannt. Aber das macht nichts aus, die Mauer musste sowieso mal abgestaubt werden.

*

Hundeweisheit: Wenn der Tierarzt dem Hund einen Zahn zieht, muss die Assistentin die Schnauze halten.

*

Bernd hat sich einen Rottweiler zugelegt, weil bei ihm wiederholt eingebrochen wurde. Sein Nachbar Axel fragt ihn: Na, passt dein neuer Wachhund besser auf dein Haus auf? Bernd: Ja, ich versuche schon seit 3 Tagen in mein Haus zu kommen.

*

Hundeweisheit: Warum haben Chinesen runde Häuser? Damit die Hunde nicht in die Ecke scheißen können.

*

Ein Yorkshire und ein Pudel begegnen sich auf der Straße. Der Pudel ganz stolz: Ich kann schon "Bei Fuß" gehen. Darauf der Yorkie: Das ist doch gar nichts, ich kann schon weglaufen.

*

Anzeige in der Tageszeitung: Süßer, kleiner Pudel entlaufen. Wer ihn zurückbringt bekommt eine großzügige Belohnung. Darunter stand: Diese Anzeige habe ich auf Wunsch meiner Frau geschaltet. Sie können sich die Suche aber sparen, ich habe den kleinen Heckenpisser vergiftet und hinter dem Haus im Wald vergraben.

*

Alwin kommt mit seinem Bullenbeißer vom Tierarzt. Vor der Haustür steht sein Nachbar Boris. Alwin: Stell dir vor, mein Bullenbeißer hat drei tierische Krankheiten. Er hat Durst wie ein Fisch, Hunger wie ein Wolf und Angst wie ein Hase. Boris schaut sich den Hund genauer an und meint: Ich glaube, ich kann noch zwei weitere Krankheiten entdecken. Er ist dreckig wie eine Sau und stinkt wie ein Bock.

*

Hundeweisheit: Was bestellt der Hund im Restaurant? Eine große Portion Bellkartoffeln.

*

Andy geht mit seinem Basset zum Hundeplatz. Da sieht er einen Mann mit einem riesigen Hund. Andy: Ich dachte, das ist ein Hundeplatz – und Sie kommen mit einem Pferd? Der Mann mit dem riesigen Hund antwortet: Das ist kein Pferd, das ist ein Anatolischer Hirtenhund. Den habe ich gekauft, damit ich als Rentner etwas Unterhaltung habe. Und nun liegt das Viech den ganzen Tag auf dem Bauch und schläft.

*

Hundeweisheit: Wenn die Zeitung aus einem Hund einen Wolf macht, dann ist das eine Ente.

*

Bastian trifft seinen Freund Carl, der mit seinem Dackel unterwegs ist. Bastian ist neidisch auf Carls Hund und meint: Ich darf zu Hause keinen Hund halten, meine Frau hat einen Vogel.

*

Hundeweisheit: Das Sprichwort "Hunde die bellen, beißen nicht" kennt zwar jeder Briefträger aber kaum ein Hund.

*

Anton sieht seinen Nachbarn Carsten, den er nicht leiden kann. Carsten stolziert mit seinem Pinscher herum. Anton stellt sich vor die Beiden und sagt: Es soll ja Hunde geben, die sind klüger als ihre Herrchen. Carsten antwortet ganz stolz: Ja, so einen habe ich auch.

*

Hundeweisheit: Der Bayer macht zwischen einem Brief und einem Hund keinen Unterschied. A Brief is adressiert und a Hund is a dressiert.

*

Ein Böhmischer Rauhbart und ein Bologneser treffen sich im Park. Der Rauhbart ganz stolz: Ich bin adelig. Ich heiße "Arko vom Schloßberg". Darauf der Bologneser: Ich bin auch adelig. Ich heiße "Runter vom Sofa".

*

*Hundeweisheit: Die letzten Wor-
te des Briefträgers "Braves
Hündchen....."*

*

Susi ist mit ihren beiden Foxterriern unterwegs und trifft ihre Freundin Gabriele. Stell
dir vor, sagt sie, jetzt kann ich endlich meine
beiden Hunde auseinanderhalten. Und wie
machst du das, fragt Gabriele? Susi: Ganz
einfach, der Schwarze hat längere Ohren als
der Weiße.

*

*Hundeweisheit: Der Unterschied
zwischen Hunden und Möbeln?
Keiner! Hunde bell'n und
Mö'belln.*

*

Claus trifft seinen Freund Hugo mit seinem
neuen Hund – einem Chihuahua. Claus lacht
laut und deutet auf den Hund: Das soll ein
Hund sein? Hugo ist erst beleidigt, dann erzählt er voller Stolz: Mein Chihuahua ist ein

Wach- und Schutzhund. Kaum ist er wach, schon sucht er Schutz.

*

Hundeweisheit: Wie bringt man ein paar Deppen dazu, dass sie bellen wie ein Hund? Man muss nur rufen: Beim Ochsenwirt gibt's heute Freibier! Schon rufen alle "Wou, wou, wou".

*

Alois kommt nach Hause. Seine Frau empfängt ihn ganz aufgeregt: Es ist etwas Schreckliches passiert. Der Hund hat das Schnitzel gefressen, das ich für dich gemacht habe. Alois beruhigt sie: Nun weine doch nicht, ich bringe ihn gleich zum Tierarzt, der kann ihn vielleicht noch retten.

*

Eine elegante Dame schnauzt im Supermarkt den Verkäufer an: Haben Sie in ihrem Saftladen auch Hundekuchen? Verkäufer ganz cool: Natürlich, soll ich ihn einpacken, oder fressen Sie ihn gleich hier?

*

An der Tür zum Konzertsaal hängt ein Schild "Hunde müssen draußen bleiben". Darunter hängt ein kleineres Schild "Der Tierschutzverein".

*

Ein Bernhardiner und ein Affenpinscher begegnen sich im Park. Sagt der Bernhardiner zum Pinscher: Du siehst aus, als wäre eine Hungersnot ausgebrochen. Der Pinscher antwortet frech: Und du siehst aus, als wärst du Schuld daran.

*

Bruno und Benno unterhalten sich über ihre Hunde. Bruno: Mein Hund hat eine Macke. Jedesmal, wenn es an der Tür klingelt, rennt er in die Ecke. Benno: Kein Wunder, du hast ja einen Boxer.

*

Albert hat einen Airedale Terrier mit dem er ständig angibt: Mein Hund kennt sogar die Uhr. Berthold, sein Nachbar, glaubt ihm nicht: Wie soll das denn gehen? Albert: Wenn ich ihm eine Knackwurst und einen Wecker hinstelle, stürzt er sich sofort auf die Knackwurst und frisst sie. Also kennt er die Uhr, sonst hätte er den Wecker gefressen.

*

Übrigens: Der wichtigste Buchstabe an einer Knackwurst ist das N.

*

Clemens beklagt sich bei seiner Tante Hilde: Mein Purzel ist schrecklich. Er jagt alle Leute auf dem Fahrrad. Hilde: Warum nimmst du ihm nicht das Fahrrad weg?

*

Zum ersten Mal ist es gelungen, einen Pitbull mit einem Bernhardiner zu kreuzen. Der neue "Bullhardiner" beißt zwar immer noch, aber er holt auch sofort Hilfe.

Eugen fährt mit seinem Beagle im Bus. Es herrscht ein ziemliches Gedränge. Eine elegante Dame sagt hochnäsig zu ihm: Kommen Sie mir mit ihrem Heckenpisser nicht zu nahe, wegen der Flöhe. Albert schnappt sich seinen Beagle und sagt: Komm Fifi, lass uns schnell aussteigen, die Dame hat Flöhe.

*

Eddy trifft seinen Kumpel Guido: Warum machst du so ein trauriges Gesicht? Guido: Mein Pitbull hat mich verlassen. Eddy: Ist er gestorben? Guido: Nein, er hat in der Tierversuchsanstalt um Asyl gebeten.

*

Das Hausmädchen wird von Frau Neureich entlassen. Bevor sie die vornehme Villa verlässt, wirft sie dem Haushund noch eine Wurst in sein Körbchen. Die Hausherrin fragt überrascht: Was soll denn das? Das Hausmädchen: Das hat er sich redlich verdient. Er hat immerhin jeden Tag die ganzen Teller sauber geleckt.

*

Armin ist mit seinem Bullenbeißer unter-
wegs. Ein kleines Mädchen fragt neugierig:
Mag dein Hund auch kleine Kinder? Armin:
Ja, aber ich gebe ihm lieber eine Wurst zum
Fressen.

*

Brutus, ein Collie, trifft seinen Kumpel, einen
Irischen Wolfshund. Der kommt schwer be-
laden mit Einkaufstüten daher. Brutus: Mein
Gott, was schleppst du denn da alles? Der
Kumpel: Es hat ganz harmlos damit angefan-
gen, dass ich ab und zu die Zeitung reinholte.

*

Die Eheleute streiten sich mal wieder. Der
Mann: Ich kann nicht mehr, ich nehme mir
das Leben. Ich gehe mit dem Hund ins Wasser. Die Frau antwortet kurz: Der Hund
bleibt hier.

*

Zwei Hunde aus dem Dorf kommen in die
große Stadt und sehen zum ersten Mal eine
Parkuhr. Fragt der Eine: Was ist denn das?

Antwortet der Andere: Die verlangen von uns tatsächlich Klogebühren.

*

Bodo ist mit seinem Dackel unterwegs. Sein Onkel Ewald läuft ihm über den Weg. Ewald: Gehst du mit deinem Bazi zum Tierarzt? Bodo: Nein, zum Uhrmacher. Er bleibt alle 5 Minuten stehen.

*

Der Hund ist zwar nicht schön, sagt der Tierhändler zum Kunden, aber wenn ein Einbrecher kommt gibt er sofort ein Zeichen. Ach, dann bellt er wohl, meint der Kunde? Nein, sagt der Händler, er verkriecht sich unter dem Sofa.

*

Brief an eine Hundezüchter: Sehr geehrter Herr Schindler, der Schweißhund, den sie mir verkauften, hat das W zu viel, das in ihrem Namen fehlt.

Ernst trifft seinen Bekannten Gerold, der seinen Basset ausführt. Ernst deutet auf den Hund und meint: Du wolltest mir doch deinen Hund günstig verkaufen? Gerold: Hat sich erledigt, es geht ihm wieder besser.

*

Dietmar ist mit seinem Hirtenhund unterwegs. Sein Freund Georg kommt ihm entgegen. Georg: Wann verkaufst du endlich dieses riesige Viech? Der frisst dich doch noch arm. Dietmar: Der bleibt, so lange er will. Er hat mir das Leben gerettet. Georg: Wie denn das? Dietmar: Als ich krank war, hat er keinen Arzt an mein Bett gelassen.

*

Bernhard geht mit seinem Bobtail in die Innenstadt. Ein Passant deutet auf den Hund und fragt: Hat ihr Hund auch einen Stammbaum? Bernhard ganz cool: Aber sicher, die große Eiche im Stadtpark.

*

Edgar: Hallo Otto, wo gehst du hin mit deinem Dackel? Otto: Zum Tierarzt, Bazi hat meine Schwiegermutter gebissen. Edgar entsetzt: Und deshalb willst du ihn einschläfern lassen? Otto: Ach, Quatsch, ich lasse ihm die Zähne schleifen.

*

Der kleine Fritz läuft mit seinem Hündchen am Gartenzaun des Nachbarn vorbei. Dieser ist gerade am Unkraut jäten. Fritz sagt zu ihm voller Stolz: Das ist eine ganz seltene Rasse, ein "Portugiesischer Wasserhund". Der Nachbar schiebt seinen Hut ins Genick und knurrt: Ach, ja? Wenn dein bellendes Flohhalsband noch einmal in meinen Garten pinkelt mache ich aus ihm einen "Peruanischen Nackthund".

*

Susi erzählt Anton: Ich wollte meinen Mops erziehen. Er sollte bellen, wenn er etwas fressen will. Hundertmal habe ich ihm das vorgemacht. Anton: Und, bellt er jetzt, wenn er fressen will? Susi: Nein, jetzt frisst er nur, wenn ich vorher belle.

*

Arnold fährt stolz mit seinem neuen Motorrad die Straße auf und ab. Da kommt ihm
seine Nachbarin mit ihrem kleinen Hund
entgegen. Arnold hält an und beschwert sich:
Dein Heckenpisser hat mich auf dem Motorrad drei Straßen lang verfolgt. Die Nachbarin:
Das kann nicht mein Furzel gewesen sein.
Mein Furzel kann gar nicht Motorrad fahren.

*

Eugen und Freddy, zwei Jäger, treffen sich.
Eugen: Du Freddy, ich habe einen komischen
Jagdhund. Immer, wenn ich daneben schie-
ße, wirft er sich auf den Boden, streckt die
Beine in die Höhe und jault. Freddy: Du hast
recht, das ist seltsam, aber was macht er,
wenn du mal triffst? Eugen: Das weiß ich
nicht, ich habe ihn erst seit drei Jahren.

*

Wütend ruft ein Nachbar beim anderen an:
Ist das eigentlich ihr Köter, der die ganze
Nacht lang bellt? Ja, antwortet der Hundebe-
sitzer, ich selbst habe keine Zeit dazu.

*

Dirk zeigt seinem Freund Gregor seinen neuen Hund. Dirk: Das ist ein Chinesischer Faltenhund, ein "Shar Pei". Er hat gestern die Frau des Nachbarn gebissen. Gregor: Und nun will der Nachbar wohl Schmerzensgeld? Dirk: Ach, woher, der will den Hund kaufen.

*

Zwei Eheleute streiten sich. Ehefrau: Wir sollten den Hund abschaffen. Meine Mutter kommt bald zu Besuch und du weißt ja, dass sie fürchterliche Angst vor Hunden hat. Ehemann: Nichts da, wir schaffen uns einen zweiten Hund an.

*

Das Ehepaar sitzt beim Essen. Er reicht seinen Teller unter den Tisch und schiebt ihn dem Hund zu. Vorwurfsvoll meint sie: Du willst doch wohl nicht dem Hund dein Essen geben? Nein, brummt er mürrisch, nur tauschen.

*

Ein Mann geht mit einem Krokodil spazieren. Eine Frau bleibt stehen und fragt: Der sieht aber gefährlich aus, was für eine Hunderasse ist das? Der Mann: Keinen Ahnung, der ist mir im Urlaub in Ägypten zugelaufen. Damals war er noch viel niedlicher und sein Schwanz und seine Schnauze waren auch noch nicht so lang.

*

Zwei Nachbarn treffen sich am Gartenzaun. Otto: Stell dir vor, mein Dackel ist seit neuestem ein Kampfhund. Heinz erstaunt: Erzähl bloß keinen Scheiß, der sieht doch gar nicht wie ein Kampfhund aus? Darauf Otto: Na, ja, seit Wochen kämpft er ständig mit seinem Übergewicht.

*

Gerhard kommt von der Arbeit nach Hause. Seine Frau empfängt ihn ganz aufgeregt: Stell dir vor, der Hund hat alle meine selbstgebackenen Plätzchen aufgefressen. Gerhard beruhigt sie: Nun mach dir nichts draus, ich gehe gleich fort und besorge uns einen neuen Hund.

*

Ein Polizist sitzt weinend auf einer Mauer. Ein Passant kommt vorbei und fragt: Was haben sie denn? Der Polizist: Mein Polizeihund ist weggelaufen. Der Passant: Ach, machen sie sich doch keine Sorgen; der findet schon wieder allein aufs Revier. Der Polizist verzweifelt: Der schon, aber ich nicht.

*

Ein Irischer Wolfshund und ein Waschbär begegnen sich. Der Hund sagt: Ich bin ein Irischer Wolfshund. Mein Vater ist ein Irischer Wolf und meine Mutter eine Irische Hündin. Dann meint er zu dem Waschbär: Und was bist du für ein komischer Geselle? Der Waschbär: Ich bin ein Waschbär. Mein Vater ist ein Bär und meine Mutter eine Waschmaschine.

*

Die ganze Familie speist im Restaurant. Als sie fertig sind, bleiben noch zwei Würste übrig. Der sparsame Vater sagt zum Kellner: Die beiden Würste packen sie mir bitte ein, die nehme ich mit für den Hund. Da jubeln die

Kinder im Chor: Klasse, Papa kauft uns einen Hund.

*

Theo ist mit seinem Bullenbeißer unterwegs. Seine, etwas beschränkte, Nachbarin sagt: Sie haben aber einen schönen Windhund. Theo schlagfertig: Ja, und ehrgeizig ist der auch. Als ich ihn kaufte, war er noch ein Dackel.

*

Beim Windhundrennen fragt ein Züchter den Anderen: Was geben sie ihrem Hund vor dem Rennen zu fressen? Der Andere: Eine Dose Kraftfutter, 2 rohe Eier und 1 Liter Milch. Und sie? Der Erste: Meiner bekommt immer eine Flasche Schnaps. Er hat zwar noch kein Rennen gewonnen, aber am Start ist er immer der Lustigste.

*

Emil ist stolzer Besitzer einer Deutschen Dogge. Seine Nachbarin fragt ihn: Lässt ihr Hund auch einen fremden Menschen an sich heran? Emil: Na klar, wie sollte er denn sonst zubeißen können?

Wie bringt man eine Katze dazu, dass sie bellt wie ein Hund? Ganz einfach: mit Benzin übergießen und ein Streichholz dran halten. Dann macht die Katze "Wuff".

*

Heinz zeigt Hugo ganz stolz seinen neuen Cocker-Spaniel. Heinz: Das ist ein Cocker und der kann sogar sprechen. Rate mal, wie er heißt? Hugo: Natürlich Jo. Heinz überrascht: Das stimmt, wie bist du darauf gekommen? Hugo: mein Hund hat es mir verraten.

*

Egon geht mit seinem neuen Hund spazieren. Der Hund hat große Ähnlichkeit mit einem Löwen. Sein Nachbar Adrian tritt aus dem Haus und meint: Dein neuer Hund sieht aber gefährlich aus. Wo hast du den her? Egon: Der ist mir im Urlaub in Kenia zugelaufen. Ich habe ihm nur die Mähne etwas gekürzt.

*

Marion beklagt sich bei ihrem Nachbarn: Ihr Mistköter hat heute Morgen meine Schildkröte gefressen. Der Nachbar: Na, so etwas. Gut, dass Sie mir das sagen, dann bekommt er heute Abend nichts mehr.

*

Der Unterschied zwischen einem Knochen und der Schule? Der Knochen ist für den Hund und die Schule für die Katz.

*

Wie bringt man einen Hund dazu, dass er miaut, wie eine Katze? Ganz einfach: Den Hund ins Tiefkühlfach legen bis er steif gefroren ist. Dann an die Kreissäge halten und der Hund macht "iiiaaauuuuu".

*

Eine Dame mit großer Oberweite geht mit ihren beiden fetten Möpsen spazieren. Ein Passant sieht die beiden Hunde und meint:

Ich habe ja nichts gegen dicke Möpse, aber bei ihren Hunden sieht das ja furchtbar aus.

*

Otto zu seiner Frau: Unser Hund wird immer fauler. Frau: Wieso denn das? Otto: Früher brachte er mir die Leine, wenn er Gassi gehen wollte. Jetzt bringt er mir nur noch den Autoschlüssel.

*

Die kleine Frieda trifft ihren Schulfreund Emil. Der führt gerade seinen Dalmatiner aus. Frieda, die zu Hause eine Katze hat, fragt: Mag dein Hund eigentlich auch Katzen? Emil: Ja, schon, aber ich gebe ihm lieber Hundefutter.

*

Hauseigentümer zum neuen Mieter: Ist ihr Hund auch wirklich stubenrein? Mieter: Was denken Sie denn? Natürlich macht er immer in die Stube rein.

*

Edwin trifft seinen alten Kumpel Friedrich. Er fragt mit falschem Mitleid: Na, wie ist denn deine Scheidung ausgegangen? Friedrich mit Tränen in den Augen: Wie erwartet. Meine Frau bekommt das Haus und die Kinder und ich das Sorgerecht für den furzenden Dackel.

*

Sie: Mein süßer Liebling, mein Schatzi, mein Schnucki..... Er: Ja, was ist denn Liebes? Sie: Halt die Schnauze, ich rede mit dem Hund.

*

Edmund zeigt seinem Nachbarn ganz stolz seinen winzigen Hund und meint: Sieh mal, was für ein süßer Affenpinscher das ist. Den habe ich für meine Frau bekommen. Der Nachbar zieht eine Lupe aus der Tasche, betrachtet das bisschen Hund und meint: Das war doch hoffentlich ein guter Tausch?

*

Anzeige in der Tageszeitung: Hund entlaufen. Er ist mittelgroß, schwarz und von undefinierbarer Rasse. Sein Name ist Nero. Wenn man ihn ruft und er kommt nicht, dann ist er es.

*

Fritz möchte vor seiner Freundin mit seinem Hund angeben. Fritz: ob du es glaubst, oder nicht, mein Hund lügt. Die Freundin schaut ungläubig. Fritz sagt zu dem Hund: Wie macht die Katze? Der Hund antwortet freudig mit: wau, wau, wau. Fritz zur Freundin: siehst du, der Hund lügt.

*

Unterschied zwischen dem Hund und der Oma? Der Hund findet wieder nach Haus.

*

Gerd führt seinen Bobtail aus. Die Nachbarin sieht den zotteligen Hund und fragt: Was ist den das für eine Rasse? Da sieht man ja nicht wo hinten und vorne ist? Gerd voller Stolz: Das ist ein Bobtail. Die Nachbarin lacht und meint: Das klingt ja wie eine Dosensuppe. Gerd empört: Ja, machen Sie sich nur lustig.

Er ist der Einzige, der noch mit mir spricht, wenn ich spät abends vom Stammtisch nach Hause komme. Er verbellt mich dann immer.

*

Susi trinkt mit ihrer Freundin Mary Kaffee. Mary vernascht gerade eine Praline und lobt den guten Geschmack. Susi überrascht: Was, dir schmeckt die Praline? Das ist aber komisch, mein Fiffi hat sie wieder ausgespuckt.

*

Chinese beim Tierarzt: Mein Hund ist krank. Tierarzt: Beschreiben Sie doch einmal die Symptome. Chinese: Er schmeckt schlecht.

*

Zwei Freundinnen geben mit ihren Hunden an. Jennifer: Mein Bazi bringt mir jeden Morgen die Zeitung. Dabei habe ich sie gar nicht abonniert. Michaela: Na und? Mein Rocky bringt mir jeden Morgen die Zeitungen aus der ganzen Nachbarschaft.

Katy ruft ganz aufgeregt: Mutti, Mutti, was machen denn die beiden Hunde dort? Mutter: Sei still. Der eine ist blind und der andere schiebt ihn über die Straße.

*

Beim Hundezüchter. Ein Kunde ist vom Schäferhund des Züchters begeistert und sagt: Okay, ich kauf den Hund. Aber ist er auch treu? Der verschlagene Züchter antwortet: Und ob. Ich habe ihn schon dreimal verkauft und er ist jedesmal wieder zu mir zurück gekommen.

*

Im Zirkus steht ein weißer Spitz auf einer Ziege und singt das Lied "Griechischer Wein". Begeistert fragt ein Zuschauer den Direktor: Sagen Sie mal, da ist doch ein Trick dabei, oder? Stimmt, gibt der Direktor zu, der Hund kann gar nicht singen, das ist die Ziege.

*

Ein Bullenbeißer ist vor dem Kaufhaus angebunden. Ein kleines Mädchen steht vor ihm und starrt ihn an. Der Bullenbeißer starrt zurück. Das Mädchen: Du kannst mich noch so anstarren. Wenn du glaubst, dass ich zuerst lache, dann täuscht du dich.

*

Anruf beim Tierarzt: Hallo Herr Doktor, meine Schwiegermutter kommt gleich zu ihnen mit unserer alten Hündin. Geben Sie ihr bitte eine Spritze, damit sie ruhig und friedlich einschläft. Tierarzt: In Ordnung, mache ich. Und ihre Hündin findet dann alleine nach Hause?

*

Draußen regnet es in Strömen und die Eheleute streiten sich mal wieder. Die Ehefrau murrt: Bei dem Wetter soll ich einkaufen? Da schickt man ja keinen Hund vor die Tür. Der Ehemann schaut auf den Dackel in seinem Körbchen und meint: Wer sagt denn, dass du den Hund mitnehmen sollst?

Ein Polizist stoppt ein Auto, an dessen Steuer ein Bernhardiner sitzt. Sind Sie verrückt, brüllt er den Mann auf dem Beifahrersitz an? Sie können doch ihren Hund nicht das Auto lenken lassen. Der Beifahrer ganz verdattert: Nun warten Sie mal, das ist nicht mein Hund und auch nicht mein Auto. Ich fahre nur als Anhalter mit.

*

Carola fragt ihren neuen Freund: Wieso heißt dein Hund eigentlich "Gauner"? Was glaubst du, sagt der Freund, wie viele Menschen sich auf der Straße umdrehen, wenn ich meinen Hund rufe?

*

Ein Jäger schwärmt vor seinen Jagdfreunden von seinem Hund: Mein Schlappohr ist so klug, das könnt ihr euch gar nicht vorstellen. Ich glaube, es gibt keinen Klügeren. Oh ja, nickt ein Jagdfreund zustimmend, jedesmal wenn du in Schussposition gehst, läuft er hinter den dicksten Baum und versteckt sich.

Eduard zu seinem Kollegen: Es ist mir etwas peinlich, aber mein Dalmatiner schläft nachts bei mir im Bett. Der Kollege: Du hast es gut, ich habe meine Frau neben mir.

*

In der Fußgängerzone reißt Eberhard plötzlich seine Frau am Arm zurück. Sie stehen vor einem Hundehaufen, groß wie ein Einfamilienhaus. Eduard bückt sich, taucht einen Finger in die braune Masse und leckt daran. Dann meint er: Tatsächlich, das ist Hundescheiße. Gut, dass du da nicht rein getreten bist.

*

Sylvia ist mit ihren drei Dackeln unterwegs. Alle drei haben denselben Namen. Ein Passant fragt: Warum haben ihre Dackel alle denselben Namen? Sylvia: Na, wenn ich sie rufe, kommt wenigstens mal einer von der Bande.

*

Im Laden des Dorfmetzgers taucht plötzlich ein riesiger Bernhardiner auf. Eine Kundin fragt besorgt: Haben Sie denn keine Angst, dass der ihr Fleisch auffrisst? Aber nein, beruhigt sie der Metzger, Brutus ist eine Seele von Hund und gut erzogen. Er leckt nur daran.

*

Ein Krokodil und ein Bullenbeißer begegnen sich. Das Krokodil sagt: Hallo, Flohsack! Der Bullenbeißer antwortet: Hallo, Handtasche!

*

Ein Mann kommt mit einem Yorkshire Terrier in die Tierhandlung und sagt: Ich brauche ein Warnschild mit einem Yorkie drauf. Da lacht die Verkäuferin und fragt: Was soll denn draufstehen? "Achtung Stolpergefahr?"

*

Ein Karelischer Bärenhund und ein Affenpinscher streifen durch die Fußgängerzone. Plötzlich bleibt der Affenpinscher stehen. Der Bärenhund dreht sich um und fragt: Warum

bleibst du plötzlich stehen? Der Affenpinscher verlegen: Ich bin auf ein Kaugummi
getreten.

*

Ein alter, müde aussehender Hund kam jeden Tag in ein Haus, legte sich eine Stunde
zum schlafen hin und ging dann wieder. Nach
ein paar Wochen machte der Hausherr einen
Zettel an das Halsband des Hundes mit dem
Hinweis: Ihr Hund kommt jeden Tag für ein
Nickerchen zu uns. Als der Hund wieder kam,
hatte er auch einen Zettel am Halsband: Der
arme Hund lebt bei einer Familie mit zehn
Kindern und versucht wahrscheinlich, den
Schlaf nachzuholen, um den sie ihn bringen.

*

Fridolin ist mit seinem Hund unterwegs. Der
Hund benimmt sich eigenartig. Er wedelt mit
dem Schwanz von oben nach unten. Ein
Herr, dem das aufgefallen ist fragt Fridolin:
Das ist aber ein komischer Hund. Wieso we-
delt der mit dem Schwanz von oben nach

unten? Fridolin: Ganz einfach, wir haben eine sehr enge Wohnung.

*

Erich sagt ganz verzweifelt zu seinem Nachbarn: Mein Hund ist mir weggelaufen. Der Nachbar: Setze doch eine Annonce in die Zeitung. Da schüttelt Erich den Kopf und meint: Blödsinn, mein Hund kann doch nicht lesen.

*

Dominik trifft seine Freundin mit ihrem Hund am Strand. Dominik: Wollen wir schwimmen gehen? Die Freundin: Kann ich nicht. Dominik: Warum? Freundin: Mein Hund war bei der Wasserrettung. Jedesmal wenn ich ins Wasser gehe, holt er mich sofort wieder raus.

*

Ein Mann kommt mit einem verletzten Arm in die Notaufnahme. Wie ist das passiert, fragt der Notarzt? Mein Hund hat mich in den Arm gebissen, antwortet der Mann. Und, fragt der Notarzt, haben Sie etwas drauf gemacht? Nein, antwortet der Mann, es hat ihm auch so geschmeckt.

*

Und dein Hund hört tatsächlich aufs Wort? Fragt Egbert seinen Nachbarn Arthur. Arthur gelassen: Naja, wenn ich rufe Purzel kommst du oder kommst du nicht? Dann kommt er oder er kommt nicht.

*

Ein Pitbull und ein Bullenbeißer sind in eine Abstellkammer eingedrungen. Der Pitbull erwischt eine alte Filmspule, kaut genüsslich darauf herum und schluckt sie runter. Fragt der Bullenbeißer: Na, war der Film gut? Meint der Pitbull: Naja, nicht schlecht, aber das Buch fand ich besser.

*

Ein Dackel und ein Collie unterhalten sich. Der Dackel: Du, Joschi, wenn ich noch einmal auf die Welt komme, möchte ich gern ein Mensch sein und zwar ein Mann. Joschi antwortet: Ach Stinker, dann bist du doch wieder der Dackel.

*

Der Fußballer fragt den Schiedsrichter in der Pause: Wie Heißt denn ihr Hund? Schiedsrichter: Ich habe keinen Hund. Oh, tut mir leid, meint der Fußballer, blind und keinen Hund?

*

Dieter beklagt sich über seinen Hund: Im ersten Ehejahr begrüßte mich der Hund mit lautem Gebell und meine Frau brachte mir die Hausschuhe. Und was ist jetzt anders, fragt Heinz? Dieter: Heute ist es genau umgekehrt.

*

Bruno sitzt im Bus. Vor ihm steht eine ältere Dame mit einer großen Einkaufstasche. Aus der Tasche tropft etwas auf Brunos Hand. Er probiert davon und tippt die Dame an: Alter Weinbrand? Nein, meint die Dame, junger Bernhardiner.

Erwin ist mit seinem King Charles unterwegs. Sein Nachbar Daniel tritt ihm in den Weg und meint: Das ist aber ein komischer Hund. Wenn ich jetzt rufen würde "Komm her Sultan", würde er mir dann gehorchen und herkommen? Wohl kaum, meint Erwin, weil sein Name Waldi ist.

*

Heinz will seinem neuen Cocker Spaniel Gehorsam beibringen. Er versucht das Kommando: Sitz! Keine Reaktion. Darauf sagt er lauter: Platz! Keine Reaktion. Nun verliert er die Geduld und schreit: Hock dich endlich hin du Mistvieh! Keine Reaktion. Sein Nachbar, der alles beobachtete, kommt herbei und sagt ganz ruhig: Down! Der Hund setzt sich gehorsam hin. Heinz ist verblüfft: Wie hast du das fertig gebracht? Klarer Fall, meint der Nachbar, das ist ein englischer Kampfhund und der versteht nur englische Kommandos.

*

Der kleine Bernd kommt nach Hause. An einem Strick führt er einen riesigen irischen

Wolfshund. Die Mutter entsetzt: Nein, du kannst den Hamster nicht behalten. Du bringst ihn sofort zurück.

*

Fluglotse an Privatflugzeug: Wer ist alles an Bord? Pilot: Ich, zwei Passagiere und ein Hund. Nach einer harten Landung meldet sich der Tower wieder: Ich nehme an, der Hund saß am Steuerknüppel!

*

Heinz und Kurt spielen eine Runde Golf. Heinz hat seinen kleinen Hund dabei. Als Heinz beim ersten Grün mit einem Schlag einlocht stellt sein Hündchen sich auf die Hinterbeine und bellt freudig los. Kurt ist begeistert: Dein Hund ist eine Wucht, aber was macht er, wenn du ein Loch verfehlst? Dann schlägt er Purzelbäume, meint Heinz. Unglaublich, sagt Kurt, und wie viele? Heinz: Kommt drauf an, wie stark ich ihm in den Arsch trete.

*

Eine Dame im Bikini steht vor ihrer Kleidung, die sie am Strand abgelegt hatte. Vor dem Kleiderhäufchen sitzt ein Bullterrier. Ein Rettungsschwimmer kommt dazu und meint: Sie haben aber einen ausgezeichneten Wachhund. Der bewacht ihre Sachen wirklich gut. Daraufhin die Dame: Leider ist das nicht mein Hund. Ich stehe hier schon seit zwei Stunden und er lässt mich nicht an meine Sachen ran.

*

Der Arzt zum Patienten vorwurfsvoll: Konnten Sie nicht früher kommen? Die Sprechstunde ist längst beendet. Tut mir aufrichtig leid, sagte der Patient, aber der Köter hat mich nicht früher gebissen.

*

Ein kleines Mädchen ist mit einem winzigen Hündchen unterwegs. Eine Dame bleibt stehen und fragt interessiert: Was ist denn das für ein Hund? Ist der gefährlich? Das Mädchen antwortet: Das ist ein Chihuahua und natürlich ist er gefährlich. Gestern hat er einen Polizisten vom Pferd gerissen. Jetzt gehe ich mit ihm auf den Hundeplatz und mache mit ihm Gehorsamsübungen.

*

Könnten Sie mal den Hund streicheln, fragt Susi einen Mann der gerade vorbeikommt. Aber sicher, meint der Mann, du bist wohl sehr stolz auf deinen Hund? Nein, sagt Susi, das ist nicht mein Hund. Ich wollte nur wissen, ob er beißt.

*

Ein junges Pärchen ist im Stadtpark unterwegs. Die Frau führt im Kinderwagen ein kleines Baby. Am Wagen angeleint ist ein Pitbull. Ein Rentner der vorbeikommt sieht das Ganze und knurrt: Na sowas, manche legen sich nur ein Baby zu, damit der Pitbull etwas zum spielen hat.

*

Hundezüchter Manne sagt zu seinem Freund Fips: Einer meiner Hunde hustet seit Tagen, ich fürchte, ich muss ihn einschläfern lassen.

Keine Sorge, meint Fips, in diesem Fall gebe
ich meinem Hund immer ein Glas Schnaps
ins Trinkwasser. Du wirst sehen, das hilft.
Eine Woche später treffen sich beide wieder.
Na, fragt Fips, hat meine Wundermedizin
geholfen? Ach wo, antwortet Manne, jetzt
husten alle meine Hunde!

*

Der Hund denkt: Mein Herrchen gibt mir
immer Futter, wenn ich will. Er geht mit mir
Gassi. Er streichelt mich. Er verwöhnt mich.
Ich glaube, mein Herrchen ist Gott. Die Katze
denkt: Ich bekomme immer Futter, wenn ich
will. Ich werde verwöhnt, wann ich will. Ich
kann machen was ich will. Ich glaube, ich bin
Gott.

*

Emil unterhält sich mit seinem Nachbarn
Theo. Emil: Hast du schon gehört, der Dackel
vom Ochsenwirt kann sprechen. Theo: Ich
weiß, mein Rottweiler hat es mir erzählt.

*

Ein Autofahrer überfährt einen Hund, der neben einem Mann auf der Landstraße trottet. Der Autofahrer hält an und entschuldigt sich. Dann zieht er 500 Euro aus der Tasche und fragt: genügt das? In Ordnung, sagt der Fußgänger und nimmt das Geld. Das Auto fährt weiter. Nachdenklich blickt der Fußgänger auf den toten Hund und murmelt vor sich hin: wem der wohl gehören mag?

*

Zwei Hunde sehen am Himmel einen Düsenjäger vorbeirasen. Der eine Hund meint: Whouw, der ist aber schnell. Der andere Hund sagt: das wärst du auch, wenn dein Schwanz brennt.

*

Mathematik: Was ist eins hoch drei? Ein Hund, der an einen Baum pinkelt.

*

Ferdinand begegnet seinem Freund Archibald. Dieser führt seinen Rottweiler an der Leine. Ferdinand: Das ist ja zum brüllen. Seit wann kann dein Fresssack sprechen? Archibald: Er hat gestern mein Transistorradio verschluckt. Aber ich habe schon wieder ein Neues.

*

Ein Pferd zieht einen vollbeladenen Heuwagen. Mitten auf dem Weg liegt faul ein Köter und sonnt sich. Hau ab, du Mistköter, ruft das Pferd. Versperr mir nicht den ganzen Weg. Erlaube mal, entrüstet sich der Hund, wie sprichst du mit einem Steuerzahler?

*

In Martins Vorgarten liegt eine riesige Dogge auf dem Bauch und schläft. Sein Nachbar sagt: tollen Hund hast du da. Ist der auch ein guter Wachhund? Martin: Na klar, wenn er ein verdächtiges Geräusch hört brauche ich ihn nur zu wecken.

*

Gustav fragt seinen Freund Adolf: Was gehört zu einem echten Westfälischen Frühstück? Adolf: keine Ahnung. Gustav: Eine Flasche Korn, eine Mettwurst, eine Kiste Bier und ein Hund. Adolf fragt verwundert: wozu der Hund? Gustav: na ja, irgendjemand muss doch die Mettwurst essen.

*

Herr Müller ist unterwegs mit seinem Foxterrier. Da begegnet ihm Frau Meier. Frau Meier sagt: einen süßen kleinen Hund haben Sie da. Und wie ist es mit dem Gehorsam? Herr Müller: Perfekt! Selbst das kleinste Kommando wird sofort befolgt. Er braucht nur Männchen zu machen und zu betteln, schon hole ich ihm was er will.

*

Ein Ehepaar sitzt im Gasthaus am Tisch und speist. Vor dem Tisch sitzt der Hund des Wirtes, schaut auf den Tisch und sabbert. Der Mann ruft empört: he, Wirt, nimm mal deinen Köter hier weg, der lungert ständig herum. Der Wirt ruft zurück: nee, der lungert nicht herum, der wartet nur auf seinen Teller. Und außerdem ist das kein Köter, sondern ein Karelischer Bärenhund.

Vor Heiners Haus steht eine Hundehütte. Darin schläft sein Barsoi "Killer". Der Nachbar will den Hund kaufen und sieht sich das eine Weile an, dann fragt er: kannst du garantieren, dass dein Wachhund auch wirklich mutig ist? Natürlich kann ich das, sagt Heiner, er verbringt jede Nacht allein in seiner Hütte.

*

In der Stadt brennt es. Die Feuerwehr rückt an. Zuerst springen zwei kleine Hunde aus dem Löschfahrzeug. Ein Schaulustiger fragt den anderen: warum nehmen die denn Hunde mit? Na, ist doch klar, meint der Andere, damit sie die Hydranten finden.

*

Zwei Hunde begegnen sich auf der Straße. Der Kleinere hüpft wie verrückt auf und ab. Der Größere fragt ihn: warum hüpfst du dauernd so verrückt herum? Bist du krank? Nein, sagt der Kleinere, mein Herrchen hat mir eine Medizin gegen Staupe gegeben und vergessen, die Flasche vorher zu schütteln.

Helmut Kohl geht mit seinem Bernhardiner spazieren. Plötzlich hört er eine Stimme aus dem Gebüsch: warum läufst du mit diesem fetten, dummen Viech durch die Gegend? Darauf Kohl: das ist kein fettes, dummes Viech, das ist mein Bernhardiner Norbert. Darauf die Stimme aus dem Gebüsch: wer redet denn mit dir?

*

Fritz sieht seinen Nachbarn mit einem Mastino Napolitano. Er hält ihn an und fragt neugierig: was für ein schönes Tier. Mit was fütterst du ihn? Der Nachbar genervt: mit allem was wir übrig lassen.

*

Anzeige im Wochenblatt: Golden Retriever zugelaufen. Sieht ziemlich wertvoll aus, habe deshalb mit einer Bratwurst nachgeholfen. Rechne mit 100 Euro Finderlohn. Gehört er aber einem kleinen Mädchen, das jetzt Tag und Nacht heult, erwarte ich das Doppelte. Unterschrift: Der ehrliche Max.

Fritz ist mit seinem neuen Portugiesischen Wasserhund unterwegs. Seine Freunde wollen ihn auf den Arm nehmen und spotten: hat deine Kanalratte auch Papiere und Stammbaum? Fritz empört: klar hat er das alles. Jeden Tag kriegt er Papiere auf den Boden gelegt und zu seinem Stammbaum sind wir gerade unterwegs.

*

Anzeige in der Tageszeitung: Junger Hund, seltene Mischrasse, niedlich und kuschelig, kostenlos abzugeben. Der ideale Spielkamerad für ihre Lieben. Besonders solche, die den lieben langen Tag mit Eimerchen und Schaufel hinter einem Viech nachrennen wollen, welches zu doof ist, um jemals stubenrein zu werden.

*

Anita ist mit ihrem Chihuahua unterwegs. Ihr Nachbar macht sich über den kleinen Hund lustig: der ist aber winzig. Ist der gefährlich? Anita: Und ob, sobald ich mit ihm den Wald betrete, rennen die Wölfe und Bären auf der anderen Seite hinaus.

*

Anzeige in der Zeitung: 1000 Euro Belohnung für alten, treuherzigen Mops. Hört (manchmal) auf den Namen "Herr Schmidt". Am Montag in der Badstraße entlaufen. Darunter stand: Sie brauchen aber gar nicht erst zu suchen, da ich dieses sabbernde, hinkende Scheusal, das beim Essen immer auf dem Tisch hockte, vergiftet und im Garten begraben habe. Diese Anzeige soll nur meine Frau beruhigen, die keinesfalls die Wahrheit erfahren darf, weil sie sonst mit mir dasselbe macht, wie ich mit ihrem Köter.

*

Hugo sieht auf der Straße seine Arbeitskollegin Evi mit ihrem Chow Chow spazieren gehen. Er hält sie an und fragt: du wohnst doch am anderen Ende der Stadt. Warum gehst du mit deinem Wuschel so weit? Evi: Ich will doch nicht in einer Straße wohnen, die voller Tretminen ist.

Treffen sich zwei Hundehalter. Fragt der Eine: wie heißt dein Heckenpisser? Darauf der Andere hochnäsig: das ist "Herbert von den Hohenzollern", er hat einen riesigen Stammbaum. Darauf der Erste: das ist meinem Rumpel egal, der pinkelt überall hin.

*

Zwei Frauen unterhalten sich. Evi: seit meiner Scheidung lasse ich meine Mops neben mir im Bett schlafen. Gundi: warum denn das? Evi: Sonst kann ich nicht schlafen. Ich habe mich so daran gewöhnt, dass neben mir jemand schnarcht.

*

Otto ist ganz verzweifelt: ich kann meinen Hund einfach nicht allein lassen, er stellt mir die Bude auf den Kopf. Kein Problem, sagt Willy, gib ihm einfach "Schlaf Gut" ins Fressen. Das Mittel enthält Beamtenblut. Du wirst sehen, er schläft sofort und rührt sich nicht mehr von der Stelle. Otto: schön und gut, aber was mache ich, um ihn wieder auf-

zuwecken? Willy: dann rufst du einfach
"Feierabend".

*

Monika trifft ihren Kollegen Manfred. Der
hat Arm und Bein verbunden und geht an
Krücken. Monika fragt kurz: Abfahrtslauf?
Manfred antwortet ebenso kurz: Nein, Hun-
deschule.

*

Bei dir wird gleich einer beißen, sagt Angler
Rudi zu seinem Freund Heiner. Glaube ich
nicht, meint Heiner, ich bin schon seit zwei
Stunden hier, ohne Erfolg. Richtig, sagt Rudi,
aber seit zwei Minuten steht ein großer Bullenbeißer hinter dir.

*

Andreas kommt spät abends mit einem Rie-
senkohldampf nach Hause. Im Kühlschrank
findet er eine Pastete, die er in 10 Sekunden
wie ein Rottweiler hinunterschlingt. Wenig
später geht seine Freundin an den Kühl-

schrank, runzelt die Stirn und fragt: was hast du mit dem restlichen Hundefutter gemacht?

*

Frau Müllers Hund, ein Afghane, geht am Zaun hoch und bellt den Nachbarn wie wild an. Keine Angst, sagt Frau Müller, der bellt nur, der beißt nicht. Ist mir doch egal, schreit der Nachbar wütend, was ich nicht ertrage ist sein Mundgeruch.

*

Susi gibt jeden Morgen ihrem Hund, der neben ihr schläft, einen Kuss auf die Schnauze. Einmal lag der Hund anders herum und sie küsste ihn auf den Hintern. Seitdem liegt der Hund jede Nacht anders herum.

*

Alfred ist mit seinem Hund unterwegs. Ein Mädchen aus der Nachbarschaft streichelt den Hund und meint: das ist aber ein süßer Hund. Alfred nickt zustimmend: ja, das ist ein Malteser. Er ist wie ein Familienmitglied.

Egal, was ich von ihm verlange, er tut genau das Gegenteil.

*

Otto hat es eilig. Er muss zu einem Vorstellungsgespräch und ist natürlich mal wieder zu spät. Er eilt beschwingt über den Bürgersteig und sieht vor sich einen riesigen Hundehaufen liegen. Elegant springt Otto darüber. Bei der Landung rutscht er auf einem zweiten, kleineren Haufen aus und landet mit dem Hintern schön in dem so sorgfältig vermiedenen ersten Haufen. Damit hat sich auch das Vorstellungsgespräch erledigt.

*

Fridolin hat zwei kleine Hunde dabei, die so behaart sind, dass man Männchen und Weibchen nicht unterscheiden kann. Ein Herr bleibt stehen, sieht sich die beiden Hunde an und fragt: wie kann man bei deinen Hunden eigentlich Männchen und Weibchen unterscheiden? Fridolin: ganz einfach. Halten Sie einfach eine Wurst hin. Wenn er zuschnappt,

ist es das Männchen. Wenn sie zuschnappt,
ist es das Weibchen.

*

Alex wartet auf den Bus. Ein kleiner Hund
schnüffelt an seinem Hosenbein. Daneben
steht eine rassige Blondine. Alex: entschuldi-
gen Sie gnädiges Fräulein, gehört dieser sü-
ße, kleine Hund Ihnen? Nein, mein Herr,
antwortet die Dame. Alex: dann hau ab, du
dreckiger Köter.

*

Anita trifft ihre Freundin. Diese fragt: du
wolltest doch ins Ausland verreisen? Hat das
nicht geklappt? Anita: Nein, ich wollte meinen Neufundländer mitnehmen, aber die
gesetzlich vorgeschriebenen Hundeimpfun-
gen wären teurer, als der Urlaub selbst.

*

Eine elegant aussehende Dame kommt in die
Tierhandlung und verlangt einen Futternapf.
Aber es muss unbedingt draufstehen "Nur
für den Hund", erklärt sie. Wieso denn das,

fragt der Verkäufer verwundert, kann ihr
Hund etwa lesen? Mein Hund nicht, sagt die
Dame, aber mein Mann.

*

David sieht seinen Nachbarn Konrad mit seinem Hund spazieren gehen. David lästert:
wie viele Rassen stecken in deinem Hund?
Konrad: ja, er sieht aus wie eine Mischung
aus einem Bobtail, einem Wischmopp und
einer explodierenden Klobürste, aber es ist
ein Böhmischer Rauhbart.

*

An der Wohnungstür läutet es. Heiner hat
keine Lust zu öffnen. Also stellt er sich an die
Tür und bellt wie ein Hund. Da hatte er aber
die Rechnung ohne den Briefträger gemacht.
Der kniet vor der Tür, schaut durch den
Briefschlitz und knurrt: hören Sie auf, so mi-
serabel zu bellen, heute ist keine Rechnung
dabei.

*

Herbert hat es ziemlich eilig. Auf dem Gehweg rennt er beinahe seinen Onkel über den Haufen. Der spricht ihn an: hör mal, mir ist aufgefallen, dass dein Hund in der ganzen Gegend herumstrolcht. Herbert: ja, das ist mir auch aufgefallen. Jetzt suche ich dringend Pflegeeltern für 8 Hundebabys.

*

Ein Mops steht auf der Straße und sieht einen Basset im zweiten Stock aus dem Fenster schauen. Der Mops ruft hinauf: komm, lass uns eine Runde um die Häuser ziehen. Basset: geht nicht, bin eingesperrt. Darauf der Mops: dann spring doch einfach aus dem Fenster. Basset: bin doch nicht blöd, glaubst du ich will aussehen wie du?

*

Balduin fragt seinen Kollegen Eike: glaubst du, das Fernsehen kann die Zeitung ersetzen? Eike: ausgeschlossen, womit soll ich dann meinen Hund vom Sofa runter jagen?

*

Fritz war bei seinem Nachbarn Rudi zu Besuch. Rudi ist stolzer Besitzer eines einjährigen Schäferhundes. Fritz: na, Rudi, gehorcht denn dein Hund schon? Na und wie, sagt Rudi, pass auf: Hasso – unter den Tisch! Hasso kriecht unter das Sofa. Darauf Rudi: oder unter das Sofa!

*

Franz ist mit seinem Zwergdackel unterwegs. Da kommt ihm Günther entgegen. Günther: ich glaube, dein Hund ist zu kurz. Franz: wieso? Günther: schau doch mal, vorne hängt ihm die Zunge ganz weit raus.

*

Mike hat Geburtstag und sein Vater gratuliert ihm: alles Liebe zum Geburtstag und heute darfst du dir etwas wünschen. Mike: ich wünsche mir einen Bullenbeißer. Der Vater schüttelt den Kopf und meint: wünsch dir was anderes. Mike: Okay, ich wünsche, dass wir einen Tag lang die Rollen tauschen. Geht in Ordnung, sagt der Vater. Mike: also, jetzt gehen wir in die Stadt und kaufen Mike einen Bullenbeißer zum Geburtstag.

*

Veronika führt ihren Pekinesen aus. Der kleine Hund lässt sich von einer fremden Dame streicheln. Veronika meint: ja, zu Fremden ist er lieb, aber zu Hause winselt er den ganzen Tag. Die Dame: ach, das hat er sicher von ihrem Mann.

*

Eine junge Frau fährt mit ihrem Leonberger im Bus. Sie krault den Hund hinter dem Ohr, was dem sichtlich gefällt. Ein Mann, der gegenüber sitzt, sagt zu ihr: mit dem Hund würde ich gerne tauschen. Das glaube ich nicht, meint die junge Frau, ich gehe gerade mit ihm zum Tierarzt und lasse ihn kastrieren.

*

Helmut beklagt sich bei seinem Nachbarn Josef. Ich weiß nicht, was mit meinem Labrador los ist. Er liegt nur noch herum und seit

Tagen hat er auch keinen Stuhlgang mehr.
Josef verärgert: ach, ja? Ich weiß warum.
Schau doch einfach mal in meinen Garten.

*

Ein Mann liegt am Strand und sonnt sich.
Plötzlich kommt ein Hund angelaufen, hebt
ein Bein und pinkelt ihn an. Der Mann greift
in seine Tasche und gibt dem Hund ein Le-
ckerli. Eine Frau, die neben ihm liegt, wun-
dert sich: der Hund hat Sie doch angepinkelt,
warum belohnen Sie ihn, anstatt ihn zu be-
strafen? Antwortet der Mann: gute Frau, bei
dieser Hitze bin ich für jede Abkühlung dank-
bar.

*

Detlef trifft seinen Freund Kuno. Detlef: was
ist denn mit deinem Hund los? Der flitzt ja
wie ein Irrer durch die Gegend? Kuno: ich
habe ihn Gestern kastrieren lassen und nun
sagt er wohl alle Rendezvous ab.

*

Die 3 häufigsten Erklärungen der Hundebesitzer: 1.Der tut nichts. 2. Der will nur spielen. 3. Das hat er noch nie gemacht.

*

Gundula hat Streit mit ihrem Mann Dennis. Es geht mal wieder um den Hund. Gundula: der Unterschied zwischen dem Hund und dir? Der Hund versaut mir nur den Teppich, aber du versaust mir mein ganzes Leben.

*

Eine Frau muss ihren treuen Hund auf dem Hundefriedhof begraben. Sie lässt einen Grabstein anfertigen und folgende Inschrift einmeißeln:

Ein Dobermann, das war mein Glück. Ein doofer Mann bleibt mir zurück.

*

Klaus kommt mit seinem Schweißhund vom Tierarzt. Er sagt zu seiner Frau: beim Tierarzt hat es ihm überhaupt nicht gefallen. Im Auto hat er ständig gebellt, als wollte er mir etwas sagen. Die Frau: stimmt, er wollte dir sagen, dass du den falschen Hund mitgebracht hast.

*

Heinz besucht seinen Freund auf dem Segelboot. Auf dem Boot läuft ein seltsamer Hund herum. Heinz fragt: was ist denn das für eine Rasse? Sein Freund antwortet: das ist ein Jachthund.

*

Jürgen ist stolzer Besitzer eines Berner Sennenhundes. Er beklagt sich bei seinem Nachbarn: ich habe mir extra einen Fernseher mit Großbildschirm gekauft und kann immer noch nichts sehen, weil der blöde Hund ständig davor steht.

*

Fernöstliche Weisheit: Lieber einen Haufen Hunde vor der Wohnung, als einen Hundehaufen in der Wohnung.

Knut beklagt sich beim Tierhändler, dass er ihm einen faulen Hund verkauft hat. Tierhändler: und wie haben Sie festgestellt, dass der Hund faul ist? Knut: als ich das Kommando "Sitz" gab, rannte er rückwärts, bis er einen Stuhl fand.

*

Otto beim Optiker: ich brauche dringend stärkere Gläser, ich kann ja nichts mehr sehen. Optiker: Sie haben bereits die stärksten Gläser, wie wäre es mit einem Blindenhund? Otto: was soll ich denn mit einem blinden Hund?

*

Fernöstliche Weisheit: Wer Hundefleisch isst, darf sich nicht wundern, wenn der Magen knurrt.

*

Ein Tierhändler verkauft einem Kunden einen kleinen Hund, der mehr einem Wollknäuel

gleicht. Das ist ein ausgesprochener Rasse-
hund, versichert der Verkäufer. Der Kunde
runzelt die Stirn, dreht den Hund hin und her
und fragt: und wo ist vorne? Da, wo er bellt,
meint der clevere Verkäufer.

*

Anita sieht entsetzt auf ihren Hund, der sich
am Boden wälzt und jault. Warum benimmt
sich unser Hund plötzlich so komisch, fragt
sie ihren Mann. Der antwortet: weiß ich
doch nicht, sag mir lieber, wohin du die
Schnapsflasche gestellt hast.

*

Anzeige in der Tageszeitung: Gesucht wird
der Halter des Hundes, der ca. 40 cm groß ist
und lange, schwarze Haare hat.

*

Ein Peruanischer Nackthund betrachtet sich
im Spiegel und denkt: was bin ich nur für ein
Teufelskerl, 13 Jahre alt und noch kein einzi-
ges graues Haar.

Ein Dackel sieht auf der Straße einen Menschen mit furchtbaren O-Beinen und denkt: endlich mal ein schöner Mensch.

*

Hubert ist mit seinem Hund auf der Jagd. Als er eine Ente geschossen hat schickte er den Hund los, um das Wild zu holen. Der Hund ging bis zum Ufer des Sees und blieb stehen. Das Wasser war ihm wohl zu kalt. Huberts Jagdfreund Horst lästerte: ich glaube, dein Hund kann überhaupt nicht schwimmen. Natürlich kann er, sagte Hubert, er hat sogar fast mal den Bodensee durchschwommen. Er kam bis auf 200 Meter ans andere Ufer, dann konnte er nicht mehr und ist wieder zurückgeschwommen.

*

Spruch des Tages: Der Bürgersteig ist blank und schön, bis die Hunde scheißen gehn.

*

Heinz trifft seinen Kumpel Jörg, der mit seinem Dobermann unterwegs ist. Heinz hält beide an und sagt: Weißt du was der Unterschied zwischen dir und deinem Hund ist? Jörg fragt ahnungslos: was? Heinz: Dein Hund redet mit dem Mund (bellt), lauft mit den Füßen und riecht mit der Nase. Du redest mit den Händen, deine Füße riechen und deine Nase läuft.

*

Schild am Gartenzaun: Vorsicht vor dem bisschen Hund.

*

Karl und Johann streiten sich mal wieder. Karl: Warum hast du meinen Hund in den Bauch getreten? Bist du bescheuert? Johann: da kann ich doch nichts dafür, wenn dein Mistköter sich plötzlich umdreht.

*

Spruch des Tages: Hunde die statt bellen denken, sollte man sofort verschenken.

*

Der Ehemann kommt nach Hause und fragt die Ehefrau: was gibt's zu essen und was macht der Hund? Die gestresste Ehefrau antwortet kurz: Schnitzel und Durchfall.

*

Spruch des Monats: Zwei Hunde gingen in den Fluss, weil jeder Hund mal baden muss. Der eine ist versoffen, vom andern woll'n wir's hoffen.

*

Chang Li, der Koch des Chinesischen Restaurants empfiehlt dem Gast das Tagesgericht "Chinesisches Gulasch" ganz frisch! Der Gast: nein danke, wo ist eigentlich ihr Faltenhund Ling Ling? Den habe ich schon seit Tagen nicht mehr gesehen?

Wo wohnen eigentlich Katzen?
Natürlich im Miezhaus.

*

Lotte beklagt sich über ihren Rottweiler: der Hund ist viel zu dick. Ihre Nachbar Heinrich sieht den Fleischberg an, winkt ab und sagt: ach woher, der ist doch nicht dick. 50 Kilo weniger und er stirbt an Unterernährung.

*

Heinz trifft seinen Freund Otto. Der hat die Hand dick verbunden. Heinz zeigt fragend auf die lädierte Hand. Otto: ach das? Ich bin vom Hund des Nachbarn gebissen worden. Ist es schlimm, fragt Heinz mit falschem Mitleid? Nein, antwortet Otto, das verheilt wieder. Aber den Nachbarshund hat es schlimm erwischt. Heinz schaut ungläubig: warum denn das? Otto kurz und trocken: Alkoholvergiftung.

*

Hundezüchter Harald geht mit seinem Hund, einem Bologneser spazieren. Sein Nachbar Manfred kommt entgegen. Manfred neugierig: das ist aber ein komischer Hund. Ist das eine neue Rasse? Heinz: ja, das ist der neue Polizeihund. Eine Kreuzung zwischen Spitz und Dackel – ein "Spitzel".

*

Willy im Tierheim, deutet auf den Zwinger und meint: ich möchte den Boxer mit den treuen Augen mitnehmen. Der Tierpfleger: in Ordnung, aber den Hund aus dem Zwinger daneben müssen Sie auch nehmen. Warum denn das, fragt Willy? Tierpfleger: er ist der Trainer des Boxers.

*

Heiko hat einen Kampfhund, einen brasilianischen Mastiff. Der Hund hat wiederholt andere Hunde gebissen. Julian, Heikos Bruder erkundigt sich: habe gehört, du hast wieder Ärger mit deinem Hund. Hat er mal wieder jemand gebissen? Heiko: nein, das habe ich ihm ausgetrieben. Ich gebe ihm jeden Tag 2 ganze Knollen Knoblauch ins Fressen. Julian: und das hat geholfen? Heiko: super, allerdings wenn er jetzt bellt, das ist schlimmer als vorher das beißen.

*

Arabisches Sprichwort: Wenn du jedesmal stehen bleibst, wenn ein Hund bellt, wirst du deine Reise nie beenden.

*

Neues vom Stammtisch der Hundefreunde. Martin erzählt voller Stolz von seinem Hund: als ich ihn bekam, war er ein süßer kleiner Hund. Nach ein paar Jahren merkte ich, dass es eigentlich ein Wolf ist. Seit einigen Tagen legt er mir jeden Morgen einen Pitbull vor die Tür.

*

Albanisches Sprichwort: Ein schwanzloser Hund kann nicht zeigen, dass er sich freut.

Manuel redet auf seinen Hund ein, der faul am Boden liegt. Sein Nachbar Michael beobachtet die Beiden eine Zeit lang. Dann meint er: dein Hund befolgt ja überhaupt keine Kommandos? Manuel schüttelt resigniert den Kopf: ja, ich wollte mit ihm auf eine Gehorsamsschule gehen, aber er weigert sich einfach, mitzugehen.

*

Japanisches Sprichwort: Ein Hund, der mit dem Schwanz wedelt, bezieht keine Prügel.

*

Anita beklagt sich bei ihrer Freundin Silke über ihren Mann: ich bekomme ihn morgens einfach nicht wach. Was soll ich nur tun? Silke: mache es doch wie ich, mit Hundekuchen. Anita: und wie geht das? Silke: pass auf, ich lege meinem Mann morgens einen Hundekuchen auf die Stirn, dann lasse ich Rambo, unseren Rottweiler, ins Schlafzimmer.

Deutsches Sprichwort: Dinge, die einen Terrier aufregen, gehen unbemerkt an einer Deutschen Dogge vorbei.

*

Evi will den Flohzirkus besuchen. Leider ist der geschlossen. Sie fragt den Direktor: warum ist ihr Flohzirkus heute geschlossen? Der verzweifelte Direktor: das ist furchtbar, unser Hauptdarsteller ist mit einer Pudeldame abgehauen.

*

Kurt sieht ein weinendes Mädchen auf der Straße. Kurt mitfühlend: warum heulst du denn, Kleine? Das Mädchen: mein Hund ist weg. Kurt: wo wohnst du denn? Die Kleine: das weiß nur der Hund.

*

Markus fragt seinen Kumpel Norbert: warum willst du dich eigentlich scheiden lassen? Norbert: meine Frau behandelt mich wie einen Hund. Markus: tatsächlich? Norbert: ja, sie will unbedingt, dass ich ihr treu bin.

*

Hundeweisheit: Hunde haben mehr Spaß an den Menschen, als diese an den Hunden, weil der Mensch offensichtlich der komischere der beiden Kreaturen ist.

*

Ein kleiner Hund schnüffelt an einem Schnapsglas. Dann leckt er daran und denkt: komisch, riecht wie Herrchen, schmeckt wie Herrchen, ist aber nicht Herrchen.

*

Herrchen sagt: Okay Rambo, hör auf damit, dich im Dreck zu wälzen. Kapiert Rambo? Hör auf damit, sofort. Der Hund hört: Bla, bla, bla, Rambo, bla, bla, bla, Rambo, bla, bla, bla, bla.

*

Alfons geht mit seinem Pitbull ins Kino. Der Pitbull amüsiert sich köstlich über den Film und lacht und lacht. Da dreht sich eine Frau verwundert um: Sie haben aber einen seltsamen Hund? Alfons: Ich wundere mich auch schon die ganze Zeit, das Buch hat ihm nämlich überhaupt nicht gefallen.

*

Klaus mit Rottweiler und Andreas mit Dackel wollen in einem vornehmen Restaurant essen gehen. Andreas: Da kommen wir mit unseren Hunden aber nicht rein. Klaus: Lass mich nur machen. Er setzt eine Sonnenbrille auf und geht zum Eingang. Der Portier weist ihn sofort zurück: Tut mir leid, aber mit dem Hund kommen Sie hier nicht rein. Klaus: Aber verstehen Sie doch, das ist mein Blindenhund. Ein Rottweiler, fragt der Portier verwundert? Ja, sagt Klaus, die sind ganz neu und wirklich gut. Okay, meint der Portier, Sie können reingehen. Andreas sieht seinen Dackel an und denkt: Verfluchter Mist. Dann setzt er seine Sonnenbrille auf und versucht es trotzdem. Der Portier sagt erneut: Mit dem Hund kommen Sie hier nicht rein. Andreas erklärt: Aber das ist mein Blindenhund. Der Portier verwundert: Ein Dackel? Andreas empört: Was? Die haben mir einen Dackel gegeben?

*

Fragt ein Pudel den anderen: Hast du zufällig ein Bäumchen gesehen? Ja, gleich um die Ecke. Ein Schwanzwedeln: Komm mit, das muss begossen werden.

*

Beim Tierschutzverein klingelt das Telefon. Eine aufgeregte Damenstimme meldet sich und tönt: Kommen Sie sofort, hier gibt es einen schweren Fall von Tierquälerei. Was ist denn los, fragt der Mann am Telefon? Auf unserem Apfelbaum sitzt der Briefträger und ärgert unsere Dogge, antwortet die Dame aufgeregt.

*

Erik besucht ein Spielkasino Am Pokertisch sieht er einen Hund sitzen und mitspielen. Erik ist begeistert: Whouw, der Hund ist ja super intelligent! Ein Mann dreht sich um: Das ist mein Grizzly und der ist strohdoof. Aber wieso, fragt Erik, das ist der erste Hund den ich beim Poker spielen sehe? Darauf der Besitzer: Ja, schon, aber jedesmal wenn er gute Karten hat, wedelt er wie verrückt mit dem Schwanz.

*

Mario spielt im Stadtpark Schach mit seinem Hund. Ein Herr beobachtet die Beiden eine Weile und meint dann: Sie haben aber einen klugen Hund? Mario schaut vom Schachbrett auf: Klug? Der ist nicht klug. Er hat schon 3 Partien hintereinander verloren.

*

Schild an der Rolltreppe im Kaufhaus: Auf der Rolltreppe müssen Hunde getragen werden. Mathias liest das Schild und stöhnt laut: Mein Gott, wo bekomme ich denn jetzt einen Hund her?

*

Max betritt eine kleine Hotelpension in Kärnten. Ein kleiner Hund springt bellend um ihn herum. Max fragt den uralten Portier: Beißt ihr Hund? Der alte Mann sieht von seiner Zeitung auf: Na, mei Hund beißt net. Max bückt sich, um den kleinen Hund zu streicheln. Sofort wird er von dem kleinen Teufel in die Hand gebissen. Max beschwert sich beim Alten: Sie haben doch gesagt, ihr Hund beißt nicht! Der Alte: Dös is net mei Hund.

*

Michael braucht für seinen Hund Hundefutter. An einem Verkaufsstand stellt er sich an. Eine elegante Dame drängt sich rücksichtslos vor und ruft: Ich brauche dringend Hundefutter. Dann dreht sie sich zu Michael um und meint: Sie sind doch nicht böse, weil ich mich einfach vorgedrängelt habe? Nein, nein, antwortet Michael, wo Sie doch solch einen Hunger haben.

*

Leo kommt mit seinen riesigen Irischen Wolfshund zum Tierarzt: Helfen Sie mir, mein Monster jagt ständig Kleinwagen hinterher. Tierarzt: Aber mein Lieber, das ist ganz natürlich, fast alle Hunde jagen hinter Autos her. Leo: Das stimmt, aber meiner fängt sie und vergräbt sie im Garten.

Ein wunderschöner Sommertag. Felix geht mit seiner Bratze am Fluss spazieren. Er hebt einen kleinen Ast vom Ufer auf und wirft ihn ins Wasser. Dann ruft er: Hol Stöckchen! Der Hund läuft über das Wasser zum Stöckchen, holt es aus dem Wasser und läuft zurück ans Ufer. Felix kommt aus dem Staunen nicht heraus. Er fragt einen Mann, der das beobachtet hatte: Haben Sie das gesehen? Mein Hund ist über das Wasser gelaufen. Der Mann schüttelt den Kopf und meint: Ja, ich habe gleich gesehen, dass ihr Hund nicht schwimmen kann.

*

Enrico, ein kleiner Gelegenheitsdieb, klettert durch ein Fenster in eine Villa ein und sucht nach Wertsachen. Plötzlich hört er eine Stimme: Ich kann dich sehen und Jesus und Petrus sehen dich auch. Enrico sieht sich erschrocken um, kann aber nichts erkennen. Im nächsten Zimmer das gleiche Spiel. Als Enrico in ein weiteres Zimmer tritt sieht er einen Papagei in seinem Käfig sitzen, der eben diese Worte spricht. Enrico lacht und fragt: Wie heißt du denn? Der Papagei: Jerusalem. Enrico: Was für ein saublöder Name für einen Vogel. Der Papagei: Ja, aber nicht so dumm wie Jesus und Petrus für einen Rottweiler und einen Bullenbeißer.

*

Ludwig schimpft mit seinem Nachbarn Mike: Deinen Katze hat meinen Rottweiler umgebracht. Mike: Mein kleines Samtpfötchen? Wie soll sie das denn gemacht haben? Ludwig: Er ist an ihr erstickt.

*

Marco steht an einem Schaufenster und sieht sich die Auslagen an. Eine junge Frau mit einem zotteligen Hund stellt sich daneben. Der Köter hat nichts Besseres zu tun, hebt ein Bein und pinkelt Marco an. Dieser nimmt ein Stück Schokolade und hält es dem Hund hin. Darauf die junge Frau: Das ist aber nett von Ihnen, mein Wuschel pinkelt Sie an und Sie geben ihm dafür auch noch eine Belohnung. Darauf Marco: Was heißt hier Belohnung? Ich will nur sehen, wo bei dem Mistviech vorn und hinten ist, damit ich ihm in den Hintern treten kann.

Markus und Lukas, zwei Hundebesitzer, begegnen sich mit ihren Hunden. Markus ruft schon von weitem: Bitte nehmen Sie ihren Hund an die Leine, ich habe einen kleinen grünen Hund und der ist sehr scharf. Lukas tut was verlangt wurde. Als beide auf gleicher Höhe waren fragt Lukas: Sagen Sie mal, welche Rasse ist das denn? So etwas habe ich noch nie gesehen. Darauf Markus: Die genaue Rasse weiß ich auch nicht, aber als er noch einen Schwanz hatte sagten die Leute "Krokodil" zu ihm.

*

Zwei Dackel laufen halb verdurstet durch die Wüste. Meint der Kleinere: Wenn wir nicht bald an einem Baum vorbeikommen, passiert ein Unglück.

*

Chinesisches Sprichwort: Ein dürrer Hund ist eine Schande für seinen Herrn.

*

Englisches Sprichwort: Einem alten Hund kannst du keine neuen Tricks beibringen.

*

Deutsches Sprichwort: Wer mit Hunden ins Bett geht, steht mit Flöhen wieder auf.

*

Bantusprichwort: Wer seinen Hund liebt muss auch seine Flöhe lieben.

*

Russisches Sprichwort: Der Hund ist klüger als die Frau. Er bellt seinen Herrn nicht an.

*

Treffen sich zwei Hunde im Park. Sagt der erste: Ich heiße "Gero vom Krempelstein" und wie heißt du? Antwortet der andere: Ich weiß nicht genau, aber ich glaube "Sitz".

Zwei Wachhunde stehen auf dem Fabrikhof. Fragt der eine: Du, hörst du nichts? Natürlich hör ich was, antwortet der andere. Und warum bellst du dann nicht, fragt wieder der eine? Na, dann hör ich doch nichts mehr, sagt der andere.

*

Auf der Polizeistation klingelt das Telefon. Kommen sie sofort, es geht um Leben und Tod, hier in der Wohnung ist ein Hund, schallt es aus dem Hörer. Der Beamte fragt zurück: Wer ist denn am Apparat? Die Katze, schallt es aus dem Telefonhörer.

*

Hans begegnet seinem Nachbarn Jakob mit seinem Hund. Beißt dein Hund, fragt Hans? Nein, sagt Jakob, nie. Und wie frisst er dann, fragt Hans?

*

Zwei Hunde sitzen auf dem Balkon im vierten Stock. Sagt der Mops zum Schäferhund: Bist du hier schon mal runter gesprungen? Antwortet der Schäferhund: Ich nicht, aber du wohl, mit dem Kopf voraus, was?

*

Der Briefträger liest am Gartentor auf einem Schild: Vorsicht Hund. Er geht trotzdem in den Garten, schaut sich immer wieder um und ist bereit wegzurennen. Plötzlich geht die Haustür auf und eine Frau kommt raus. Sie hat einen winzigen Chihuahua an der Leine und der Briefträger fragt überrascht: Wieso hängen Sie wegen diesem kleinen Hund denn ein Schild auf? Die Hausfrau: Als das Schild noch nicht da hing, sind alle Besucher auf ihn draufgetreten.

*

Hmh, das schmeckt aber lecker, sagt Hugo nach der Arbeit beim Abendessen. Elvira darauf: Oh ja, auf der Dose war nämlich ein Foto von einem Hund und darunter stand – Für Ihren Liebling.

*

Frau Müllers Waschmaschine war kaputt. Deshalb rief sie den Monteur, der sich für den nächsten Vormittag ankündigte. Da Frau Müller zu dieser Zeit aber einen Arzttermin hatte, sagte sie zu ihm: Ich lasse den Schlüssel unter der Fußmatte, Reparieren Sie die Waschmaschine und legen Sie die Rechnung auf den Küchentisch. Übrigens brauchen Sie keine Angst vor meinem Hund haben, der tut ihnen nichts. Aber auf keinen Fall, unter keinen Umständen, dürfen Sie mit dem Papagei sprechen! Als der Monteur am nächsten Tag ankam, war alles wie angekündigt. Der Hund war allerdings eine riesige Dogge, aber er war ganz friedlich und beobachtete ihn ruhig bei seiner Arbeit. Der Papagei dagegen benahm sich unmöglich. Er bewarf den Monteur mit Nüssen, schrie und schimpfte ohne Pause. Dabei bedachte er den Monteur mit den übelsten Ausdrücken. Schließlich konnte sich der Handwerker nicht mehr zurückhalten und er schrie: Halt's Maul, du blöder, hässlicher Vogel! Worauf der Papagei nur zwei Worte rief: Fass Rambo!

*

Hartmut sagt zu seinem Dackel: Du bist und bleibst doch ein dummer Hund, Waldi. Wenn du mich beim Schachspiel besiegen willst, musst du "Schach matt" sagen, nicht immer dieses idiotische "Wuff Wuff".

*

Leo sieht an der Haltestelle wie ein junges Mädchen einen kleinen Hund unter ihrer Bluse versteckt. Als die Straßenbahn kommt, klappt auch alles. Der Schaffner merkt nichts, aber die Kleine wird von Minute zu Minute unruhiger. Was ist denn los, fragt Leo, ist er noch nicht stubenrein? Das schon, sagt das Mädchen, aber noch nicht entwöhnt.

*

Auf der vereisten Straße treffen sich zwei Hunde. Verdammt glatt heute, meint der Bernhardiner. Stimmt, antwortet der Bullen-beißer, man wagt ja kaum ein Bein zu heben.

*

Ein alter Bernhardiner geht zum Tierarzt und klagt über Bauchweh. Der Tierarzt unter-sucht ihn und sagt: Lieber Freund, du hast einen gewaltigen Leberschaden. Du darfst keinen Alkohol mehr trinken. Da jammert der Bernhardiner: Was soll ich machen? Ich muss bei der Bergwacht doch immer mit den Verunglückten auf ihr Wohl anstoßen.

*

Es gibt ein neues Hundefutter in Dosen. Darin sind Schnipsel aus alten Briefträgerhosen enthalten. Die Hunde sind ganz verrückt nach dem Zeug.

*

Eine Dame nimmt ihren Fiffi mit ins Eisenbahnabteil und setzt ihn auf den Platz neben sich. Der Schaffner kommt und deutet vielsagend auf den Hund. Die Dame erklärt ihm: Ich habe für meinen Bobbel eine Fahrkarte gekauft, er hat genauso Recht auf einen Platz wie jeder andere Fahrgast. Selbstverständlich, erwidert der Schaffner. Und es ist ihm wie jedem anderen Fahrgast untersagt, die Füße auf den Sitz zu legen.

*

Ein Verkäufer aus der Anzugabteilung eines Kaufhauses berichtet stolz seinem Chef, dass er endlich den ältesten Ladenhüter losgeworden ist. Und, was hat der Kunde dazu gesagt, meint der Chef? Nichts, antwortet der Verkäufer, nur sein Blindenhund hat mich angeknurrt.

*

Was sagt ein Schäferhund wenn er einen Mops sieht? Bist wohl gegen eine Wand gelaufen?

*

Hunderegeln

1. Der Hund darf nicht ins Haus.
2. Also gut, der Hund darf ins Haus, aber nur in bestimmte Zimmer.
3. Na schön, der Hund darf in alle Zimmer, aber nicht auf die Möbel.
4. Okay, der Hund darf auf alte Möbel.
5. Ausnahmsweise, der Hund darf auf alle Möbel, aber nicht ins Bett.
6. Na, gut, der Hund darf ins Bett, aber nur manchmal.
7. Schön, der Hund darf im Bett schlafen, aber nicht unter der Decke.
8. Gut, der Hund darf manchmal unter der Decke schlafen.
9. Der Hund kann jede Nacht unter die Decke.
10. Menschen müssen um Erlaubnis bitten, wenn sie mit dem Hund unter der Decke schlafen möchten.

Hunderechte

Wenn ich es mag – gehört es mir.

Wenn ich es mal im Maul hatte – gehört es mir.

Wenn ich es kürzlich hatte – gehört es mir.

Wenn ich es dir wegnehmen kann – gehört es mir.

Wenn es meins ist – kann es nie deins sein.

Wenn es aussieht, als wäre es meins – ist es meins.

Habe ich es zuerst gesehen – gehört es mir.

Wenn es mal deins war – vergiss es.

Wenn es kaputt ist – gehört es dir.

*

Der schlaue Hund

Hugo ärgerte sich ständig über den Hund seiner Frau. Deshalb wollte er ihn heimlich loswerden. Er schnappte sich Rambo, so hieß der Hund, setzte ihn ins Auto und fuhr 5 Kilometer weit in den Wald. Dort setzte er Rambo aus und fuhr wieder zurück. Nach 10 Minuten war Rambo wieder da. Na, gut, dachte Hugo, 5 Kilometer waren doch zu wenig, setzte sich mit Rambo ins Auto und fuhr 10 Kilometer weit, noch tiefer in den Wald. Nach 20 Minuten war Rambo wieder zu Hause. Jetzt reicht es, dachte Hugo und fuhr mit Rambo 40 Kilometer weit, durch Wälder, über Berge, über Brücken, an einen See. Mit dem Boot setzte er über auf eine kleine Insel. Dort band er Rambo an einem Baum fest. Dann fuhr er weg. Nach 1 Stunde rief er zu Hause an: ist der Hund schon da? Ja, sagte seine Frau, warum? Hugo: hol ihn doch mal ans Telefon, ich habe mich verfahren.

*

Purzel – eine Hundegeschichte

Meine Tante hatte einen Salz und Pfeffer-schnauzer mit dem Namen Purzel. Purzel gehorchte ihr überhaupt nicht. Er sprang über den Tisch, über die Stühle, über das Sofa. Die Tante wurde mit ihm einfach nicht fertig und bat mich um Hilfe. Ich ließ mich nicht lange bitten und versprach, Purzel zu dressieren. Ich schnappte Purzel, nahm ihn an die Leine und ging mit ihm in den Wald. Purzel freute sich und wedelte wie verrückt mit dem Schwanz. Der Ahnungslose. Mitten im Wald suchte ich einen passenden Baum mit einem dicken Ast. Dann hob ich Purzel hoch und hängte ihn mit der Leine an diesen Ast. Zuerst röchelte er, dann schnappte er nur noch nach Luft. Seine große rote Zunge hing heraus. Es sah aus, als hätte er eine Krawatte umgebunden. Ich schlich mich davon und versteckte mich hinter einem Baum. Purzels jaulen wurde immer leiser. Schließlich japste er nur noch, dann war er ganz ruhig. Nun trat ich wieder hervor und holte ihn vom Ast runter. Purzel war ganz brav und wich mir nicht mehr von der Seite. Als wir zur Tante zurückkamen, sauste er sofort unter das Sofa. Dort blieb er, bis ich ging. Einige Tage später rief mich die Tante an und meinte: Purzel hört nun aufs Wort. Allerdings verhält er sich komisch. Immer wenn jemand zu Besuch kommt, versteckt er sich unter dem Sofa. Ich weiß auch nicht, was mit ihm los ist.

*

Der Nachbar – eine weitere Hundegeschichte

Unser Nachbar hatte einen kleinen Hund. Jeden Morgen ließ er ihn aus dem Haus, damit er sein Geschäft machen konnte. Das tat er auch. Er kam vor unsere Haustür und kackte direkt davor auf den Gehweg. Dies wiederholte sich jeden Tag. Mein Bruder war darüber so verärgert, dass er dem Nachbarn eine Nachricht hinterließ: sein Hund sollte sich gefälligst einen anderen Platz für sein großes Geschäft suchen. Tagelang änderte sich überhaupt nichts. Wütend ging mein Bruder zum Nachbarn und beklagte sich. Dieser meinte: ich habe den Brief meinem Hund zu lesen gegeben. Wenn er trotzdem vor deine Tür scheißt, kann ich auch nichts machen. Mein Bruder kam noch wütender zurück und schimpfte den ganzen Tag. Das konnte ich nicht mehr mit ansehen und sagte: Bruder, ich kümmere mich um das Problem. Ich sammelte die Rückstände des Nachbar-Hundes von einer ganzen Woche. Dann tat ich alles in eine große Papiertüte. Die Tüte legte ich dem Nachbarn vor die Tür und zündete sie an. Dann klingelte ich und rief laut: Feuer, Feuer, Feuer. Der Nachbar rannte heraus, sah das Feuer und versuchte es, mit den Füßen auszutreten. Dabei trug er nur Pantoffel. Von diesem Tag an blieb unser Hauseingang sauber.

*

Bok – und noch eine letzte Hundegeschichte

Während einer Wahlkampfreise besuchte ein türkischer Politiker das Dorf Derinkuyu und hielt dort eine Rede: wenn ihr mich wählt, sorge ich dafür, dass es euch besser geht. Die Dorfbewohner riefen: Bok, Bok. Der Politiker sprach weiter: schon Morgen werdet ihr in schönen komfortablen Häusern leben. Die Dorfbewohner riefen wieder: Bok, Bok. Nun kam der Politiker richtig in Fahrt: und schon bald wird jeder einzelne von euch ein tolles deutsches Auto haben. Wieder riefen alle: Bok, Bok. Der Politiker verabschiedete sich: auf Wiedersehen liebe Brüder, ich bin stolz darauf, bei euch gewesen zu sein. Nach seiner Rede entdeckte er auf der nahen Wiese einige prächtige Anatolische Hirtenhunde. Begeistert fragte er den Besitzer, ob er sie einmal aus der Nähe ansehen könnte. In Ordnung, sagte dieser, aber passen sie auf, dass sie nicht in die Bok treten.

*

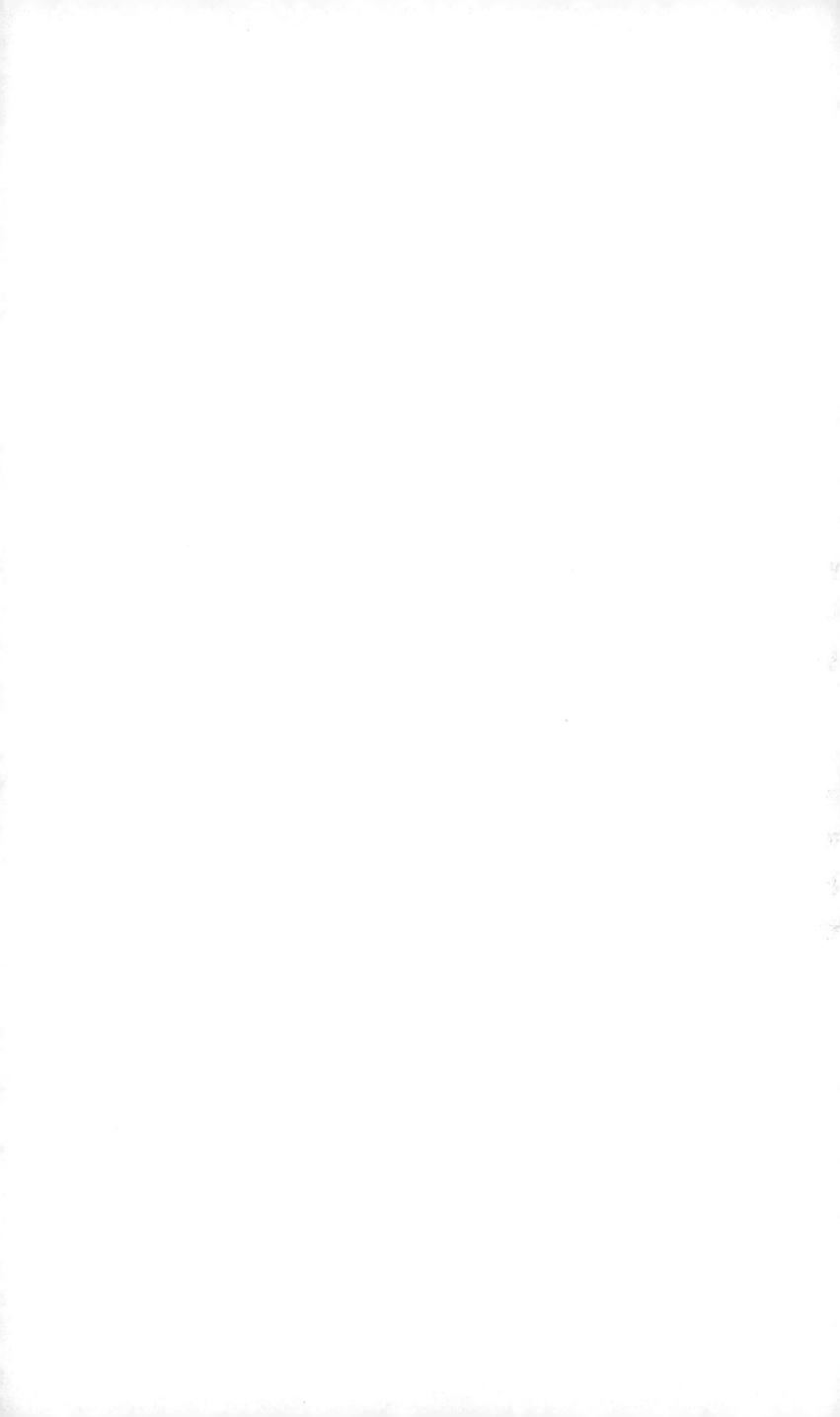